www.ingramcontent.com/pod-product-compliance
Lightning Source LLC
Chambersburg PA
CBHW072226170526
45158CB00002BA/775
* 9 7 8 1 0 8 6 9 5 2 9 3 3 *